LOS CAMBIOS DE VIDA

Y

LA PROGRAMACIÓN GENÉTICA

QUE LOS REGULA

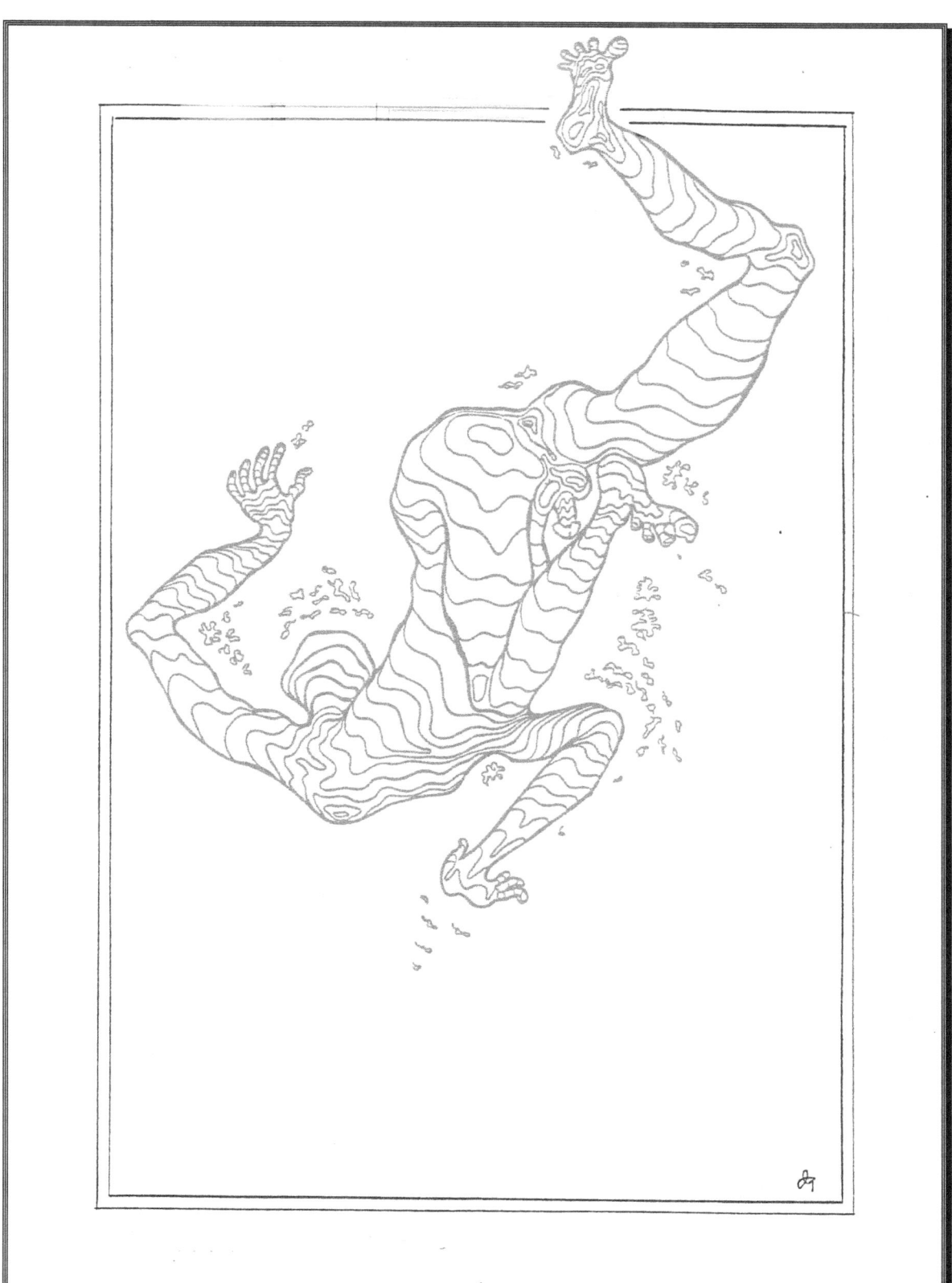

INTRODUCCIÓN *(Y eso siempre te ha preocupado)*

Cumpliste los cuarenta.

Todos los amigos te embroman que llegaste a la edad crucial:
A la menopausia.

Cada uno te trata de fastidiar con algo diferente.

Sin embargo, nada de lo que te dicen te sucede.

No te sientes viejo, no sufres de nada.

Piensas que a ti no te va a pasar eso.

Piensas que todo es mental y que los demás están imaginando cosas.

Así se te olvida todo y te sientes muy confiado.

De pronto, dos, tres o cuatro años mas tarde, despiertas un día y poco a poco pero inexorablemente empiezas a notar que todos los síntomas que te vaticinaron comienzan a aparecer.

Y ridículamente te encuentras viviendo dentro de un cuerpo que no es el mismo que tú conoces.

Tus facultades, tus reflejos, tus emociones y luego tu juicio te abandonan. Eres un extraño para ti mismo y tratas de buscar ayuda.

Tus amigos que ya han pasado por ello antes que tú se pueden agrupar básicamente en dos:
Los que lo niegan y pretenden que no existe.
Y, — los que se agobian por los cambios.

Ninguno de los dos grupos te sirve de ayuda.

Tú quieres saber, conocer y evaluar, no negar ni sufrir.

Ya que tus amigos no están adiestrados profesionalmente, no es justo culparles por no servirte de ayuda para comprender este proceso.

Por lo tanto, decides recurrir a un profesional "capacitado" y te parece que para los problemas físicos puedes ver a un doctor; para los sexuales, a un urólogo; para los de deterioro físico, a un cardiólogo; para la calvicie, a un dermatólogo; para los de secreciones, a un endocrinólogo y para los mentales, a un psicólogo.

Y a todos los visitas, uno por uno, para recibir la misma respuesta: Eso es producto del cambio de vida.
Pero; ¿que es el cambio de vida? ¿la menopausia? ... ¿que es eso?
¿Es algo real? ¿Es imaginario?
¿Me está sucediendo a mí sólo porque estoy enfermo, o son síntomas comunes a todos los hombres?
¿Por que algunos síntomas se le ven a aquel y los otros al otro?
— Y la mente complica la fisiología y la ignorancia impide el juicio correcto. Y la ayuda no está disponible en ningún lugar.

Los profesionales jóvenes saben de esto menos que uno, pues no lo han siquiera vivido.

Los viejos han hecho un esfuerzo grande y han olvidado casi todo lo que les resulta tan confuso y atormentante como a ti.

En fin, que hay que bregar solo.
Y cada cual, de acuerdo a sus conocimientos, su educación, su inteligencia y sus habilidades, busca sus soluciones.

Y de ahí la gran gama de diferentes patrones en el comportamiento humano de todos los hombres que pasan por:
El último gran tabú de nuestra cultura:

LA MENOPAUSIA MASCULÍNA.

LA MENOPAUSIA MASCULÍNA

Se ha escrito del cambio de vida masculino o menopausia, pero el tema se ha tratado en literatura de una forma indiferente, ya que sólo se presta para hablar de él por aquellas manifestaciones que son obvias al público tales como, los cambios en conducta, el comportamiento y la filosofía de vida.

Estas transformaciones parecen ser causadas por preocupaciones sicológicas que afectan al individuo. Cuando en realidad no son efecto sino el problema en si.

Estudiando estas diversas variaciones, es que se puede entender que es el cambio de vida de los 40 en el hombre, lo que de ahora en adelante llamaremos menopausia masculina o simplemente menopausia.

Para entender la menopausia hay que estar consciente de que los Hombres (Y las féminas) tienen una programación genética de autodestrucción.

Debido a que el hombre alcanza el final de su desarrollo fisiológico al final de las veintiún años y luego se mantiene mas o menos estable hasta las 36, se crean unas ideas equivocadas de que el estado adulto es un estado permanente e inmutable y no es sólo hasta alrededor de los 42, cuando la razón (rate) de cambio se acelera, que el hombre cobra conciencia del proceso de auto destrucción comúnmente conocido como envejecimiento.

Debo aclarar que el uso del termino "el hombre" es una personificación poco afortunada ya que "algunos hombres" es mas representativa de lo que se quiere expresar. Pues todo depende de la herencia genética.

CICLO GENÉTICO

Para representar gráficamente, lo antes dicho quisiéramos exponer una hipótesis sobre el ciclo de vida del hombre.

Este ciclo presenta unas manifestaciones fácilmente notables (milestones) en períodos de <u>aproximadamente</u> siete años que son cómodamente identificables por los diferentes estudiosos del ser humano.

Algunos de estos "milestones" o escalones además de reconocibles han sido descritos a través de los años en la literatura, con nombres específicos como sigue:

Escalón	Edad	Etiqueta
	(En múltiplos de 7)	
#	Años	
1	0	"Nacimiento"
2	7	"Salida de dientes permanentes"
3	14	"Pubertad"
4	21	"Mayoría de edad"
5	28	"Umbral de los 30"
6	35	"Madurez"
7	42	"Crisis de Media vida"
8	49	"Los cincuenta"
9	56	"La edad del infarto"
10	63	"La edad del retiro"
11	70	"Los Setenta"
12	77	"Viejo duro"
13	82	"No se muere, coño"
14	91	"Llegó"
15	98	"El siglo"
16	105	"Anciano"
17	112	"Increíble"
18	119	"Imposible"
19	126	"Matusalén"

Estos cambios de la programación genética no solo afectan el proceso de envejecimiento sino que incluyen cosas irrelevantes como el color y la ondulación del pelo, el tener o perder vellosidades corporales, y en algunos casos hasta el color de los ojos.

CICLOS GENÉTICOS DE DESARROLLO

Es lógico, que siendo sólo recientemente que el promedio de edad sobrepasara los 40, que no haya en la historia o la literatura referencia a las ultimas etapas o "escalones".

Estos "escalones" de *aproximadamente* cada siete años varían con los individuos como todas las características humanas. Son persistentes en que presentan un rasgo común; esto es, que se acelera la razón (rate) de cambio.

Eso se reconoce vulgarmente con frases como "le cayeron los años encima", "se puso viejo de cantazo", etc.

En estos casos se refieren a que una persona que ha venido envejeciendo nada o muy poco, se le presentan unas manifestaciones obvias, al ojo del lego, de envejecimiento.

Para entrar en ejemplos de todos conocidos hablemos del joven que al llegar a los catorce años echa barba y bigote, por hablar de las manifestaciones mas obvias; y desarrolla, cambiando de voz y estando listo para el proceso reproductivo en menos de doce meses.

Luego de estos cambios tan notables, surgen otros mas sutiles que culminan en los 21 años con un cambio rápido que le hace perder al joven su apariencia infantil y le da bruscamente un aspecto más adulto, más masculino. Esto hace que los demás hombres dejen de mirarlo como a un adolescente en desarrollo y se le vea como un rival en términos biológicos reproductivos.

Estos cambios presentan una herramienta útil para predecir los futuros, y por consecuencia, sirven para poder estimar la longevidad de un sujeto o un grupo. Ya que estos cambios no ocurren exactamente cada siete años, ni siempre al mismo intervalo de tiempo, si se "plotearan" los mismos para un individuo dado y se corrigieran de acuerdo a las tendencias familiares o del grupo, se podrían usar para predecir la época mas propicia para que un individuo sufriera un ataque al corazón, contrajera diabetes o cualesquiera otra enfermedad o padecimiento.

Con la ayuda de computadores electrónicos y haciendo uso de la ciencia de la estadísticas se podrían trazar perfiles poblacionales y predecir epidemias y frecuencias de muertes para diferentes grupos.

También las fechas de las futuras etapas al multiplicar el tiempo transcurrido entre las primeras. i.e.: Si sólo transcurrió 6.5 años vivirá menos que otro que tardó 7.5 años entre etapas.

CURVA DE VIDA

Volviendo a los escalones de cambio de cada siete años podríamos trazar una curva del desarrollo del individuo donde alcanza su plenitud alrededor de los 21 años y luego empieza a decaer cada vez más rápidamente, algo así:

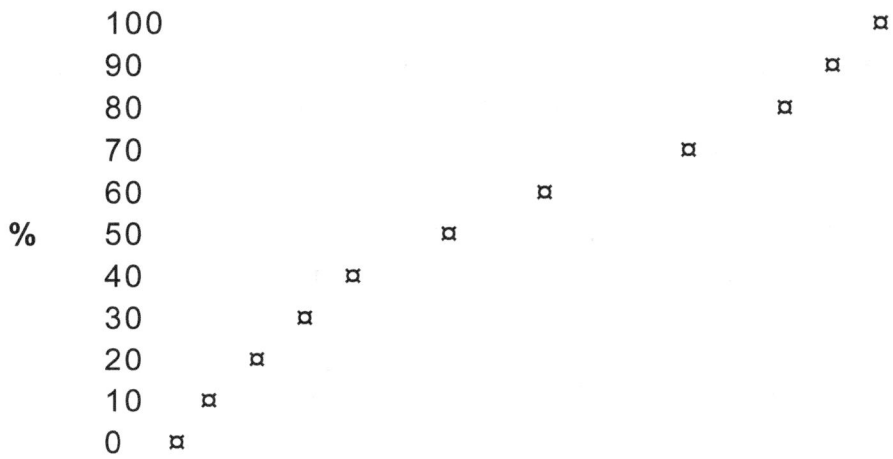

```
100                                             ¤
 90                                        ¤
 80                                   ¤
 70                              ¤
 60                         ¤
% 50                    ¤
 40               ¤
 30          ¤
 20       ¤
 10    ¤
  0  ¤
```

     0 7 14 21 28 35 42 49 56 63 70 77 84 91 98 105
        Años

Dependiendo del individuo o el grupo la pendiente de la curva aumenta o disminuye. Esta grafica se podría llevar en papel logarítmico a tomar la forma de una línea recta cuya pendiente sea la característica del grupo o del individuo.

EL PROCESO

Siendo los procesos de crecimiento, por así llamarlos, esperados bien recibidos y disfrutados por la mayoría, es que dedicamos nuestra atención al proceso que se inicia a los 21 años y tiene la manifestación de cambio que produce el impacto más grande en el individuo a los 42 años con la menopausia.

Esta reprogramación genética sigue cambiando cada siete años con efectos más conocidos y menos sufridos en el proceso de envejecer.

¿Por que de todos los escalones es la menopausia la más traumática en nuestra sociedad?

— No tanto por los efectos que produce en el individuo, sino por los tabú que circundan a la falta de conocimiento, no sólo del lego, sino también de los profesionales. Aquellos que supuestamente podrían y deberían brindar ayuda y consejo al individuo durante el cambio para facilitarle el proceso de transformación en la forma menos traumática posible. Hay especialidades en geriatría pero no en menopausia.

Así encontramos que no sólo no son capaces estos profesionales; médicos, sicólogos, siquiatras y hasta terapistas sexuales; de buscarle ayuda al paciente sino que cuando a ellos les llega el cambio están tan asustados e ignorantes de lo que les sucede como cualquiera hijo de vecino y tan imposibilitados de obtener ayuda profesional como el que menos.

No sólo por el hecho de que no hay ayuda disponible sino porque los tabú y la ignorancia les cohibirían de solicitarla aunque estuviera disponible. Y caen en la misma causalidad de todos, de no saber si lo que les esta pasando es privativo de ellos o común en todos.

Y se cohíben de admitirse a ellos mismos lo que les sucede.
Si es que logran entenderlo para empezar. Achacándoles algunos de ellos cada síntoma a una enfermedad distinta; refugiándose otros en diversas cosas para desviar la conciencia del proceso, como si fuera a desaparecer por ignorarlo.

EL DETERIORO

Es la Menopausia un proceso complejo y variado que afecta todas y cada una de las facetas del individuo. El conocimiento de este proceso permite, al hombre que así lo interese, poder hacer una evaluación capacitada de sus nuevas limitaciones; y conociendo las mismas, programar su vida personal, su trabajo, y sus relaciones familiares, ya que todas estas se ven afectadas por este proceso irreversible.

Un profesional capacitado para asistir al individuo en esta fase de transición debe ser capaz de comprender todas las facetas del proceso y el alcance en cada función del individuo, para ayudarle a hacer un mejor juicio que le permita adaptarse a sus nuevas características sin derrotismos ni falsas ilusiones.

Para conocer el proceso dispondremos de nuestros sentidos, que nos permiten observar los cambios en el organismo.

Haría falta establecer una recopilación de data estadísticamente analizada para poder tomar en consideración las variaciones personales.

Para conocer muchos de estos cambios dependemos de la valoración de cada sujeto, ya que muchos de estos síntomas no son apreciables externamente y debemos conocerlos a través de la evaluación que nos da el sujeto que los siente.

Esto hace que el estado anímico del individuo influya mucho en la valoración de la magnitud del cambio.

También debe tomarse en consideración que el sujeto está percibiendo cambios a través de sentidos que son parte del cambio y se están deteriorando en el proceso.

La memoria del sujeto de sus vivencias anteriores al proceso es vital ya que son su referencia para cuantificar un cambio subjetivamente. El proceso en si tiende a opacar la memoria de estas vivencias y es necesario recopilarlas mientras están frescas en el recuerdo para evitar el que sean editadas por mecanismos sicológicos de defensa.

LOS SÍNTOMAS DEL PROCESO

Procedamos pues a identificar los síntomas, los cuales podemos clasificar para facilitar el enumerarlo en varias categorías. Es menester saber, sin embargo, que las interrelaciones que existen entre estas diversas categorías son parte del proceso natural que hace al hombre el ser complejo que es, donde nada existe enajenado del resto.

Permitámonos, sin embargo, el hacer la disección y clasifiquemos los síntomas en:

1. físicos
2. fisiológicos
3. químicos
4. sicológicos
5. sociológicos
6. filosóficos

Expongamos cada uno en su categoría y luego abundaremos en las interrelaciones de las mismas; sin pretender buscar la razón de causa y efecto entre ellos, sino comprendiendo que son si concurrentes y todos manifestaciones de un mismo proceso de autodestrucción impreso en nuestra programación genética que culmina más tarde con la vejez.

Proceso útil a la preservación de la especie a expensas del individuo.

Tema que tocaremos mas adelante en otra maquinación.

CAMBIOS FÍSICOS

Estos cambios siendo las mas obvios y por ende las más conocidos son las que menos efecto o impacto tienen sobre el individuo. Aquellos individuos que aparentemente se afectan mucho por estos cambios físicos en realidad sólo están proyectando en ellos la angustia que les produce su falta de consciencia de otros cambios que perciben subconscientemente pero que no son totalmente capaces de identificar.

Al crearles conciencia a estas personas de cuales son estos otros cambios, se estaría dando un firme paso a librarlos de su angustia.

Entre los cambios físicos hay unos obvios y otros más sutiles.

Entre los obvios y de todos conocidos podemos citar las siguientes: Las canas, la calvicie, las arrugas, la perdida de visión, el crecimiento de los pelos de las cejas, etc. Estos cambios empiezan a ser señales de que el proceso de la menopausia se acerca aunque muchos de ellos aparecen concurrentemente con cambios de otra naturaleza.

Hay otros cambios mas sutiles que el individuo con consciencia de su ser puede identificar par si mismo o verificar una vez le son señalados. Estos cambios no son conocidos profundamente ya que no están a la vista del público y requieren una intimidad personal o profesional para poder ser apreciados.

Algunos de estos cambios podrían ser apreciados por un buen observador, estos son por decir algunos:

La pérdida de la piel tersa que produce el estiramiento de la piel en áreas donde el peso de la formación del cuerpo lo estimula.

Así podemos ver como la piel guinda en los pectorales, la barriga, las orejas, los parpados, etc.

Todos estos cambios se suelen nombrar en conjunto como que "se ha perdido la frescura de la juventud".

Como causa de estos cambios en la piel el pene se pone más grueso en su etapa flácida y adquiere un color más oscuro.
El escroto aumenta de tamaño y se estira.

Íntimamente y apreciable sólo parcialmente por las individuos, se producen cambios en las órganos, tales coma el corazón, la próstata, las arterias, etc.

Sólo el examen de un profesional acertado podría detectar el deterioro de los mismos y sólo una verificación estadística podría llevar constancia de la razón de cambio en dichos órganos. Siendo el pene el órgano del que casi todos los hombres tienen conciencia, es de explicar que los cambios que en el mismo ocurren sean apreciados fácilmente por casi todos.

Así es que uno de los diversos síntomas que son notados, es la disminución de la presión sanguínea en la erección. Este cambio no es fácilmente apreciable al observador externo pero si es detectable por la propia persona a la que le ocurre.

Es bueno mencionar que estas variaciones no ocurren de un día para otro sino en una forma lenta y continua, lo que hace que la percepción de estos por el individuo varíe de acuerdo al sujeto.

Es de notar, sin embargo, que la razón de cambio presenta un incremento ("pico") concurrente con los ciclos de aproximadamente siete años; estos picos son precedidos por una razón de cambio lenta, y seguidos por una razón de cambio casi imperceptible. Esto hace aparecer a los ojos del observador como si estos cambios ocurrieran súbitamente. También aparentan parar después del "pico" y pueden inducir a la persona a creer que han cesado por completo. Solamente después de un periodo relativamente largo (uno a dos años) puede el individuo apreciar la continuidad del cambio.

Aunque hay una estrecha interrelación entre todas las clases de cambio, es necesario exponerlos de acuerdo a las categorías que estamos delineando. Sin embargo, no debe inducirse en ningún momento que estas variaciones en una categoría pueden ocurrir enajenados de los otros cambios, ya que son todas manifestaciones de una sola cosa:

Un proceso de autodestrucción impreso en nuestra programación genética que empieza con la menopausia y culmina con la vejez.

CAMBIOS FISIOLÓGICOS

De los primeros cambios fisiológicos en ser percibidos por el individuo es la pérdida de sensación en la piel. Notable, ya que esta está íntimamente ligada a la emoción de placer en el cuerpo y a las relaciones sexuales. A pesar de que ocurre concurrentemente con la disminución en intensidad de placer en las zonas erógenas y en todo el cuerpo en general, es la pérdida de sensación en la piel del pene, durante la relación sexual, la más apreciable por razones obvias. Esta perdida de efecto percibida a nivel cortical, sin embargo, no es la mas notable a nivel reflejo, aunque si es más lenta. Es decir, para el individuo, aunque sigue teniendo el reflejo más lento y el roce cortical conduce a una eyaculación, sin embargo, este no recibe el placer sexual secundario ni el rubor sexual con la intensidad que era común pocos meses antes. Esta disminución de la apreciación de placer es similar a la que antes ocurría luego de varias copulaciones o cuando se usaban preservativos profilácticos de baja calidad o muy gruesos. De más está decir que el cobrar conciencia de esta disminución en las facultades viene acompañado por cambios fuertes sicológicos y filosóficos, cambios que no son iniciados en forma mental solamente sino que también se originan en cambios químicos producto de la programación genética que hace paso a las nuevas generaciones y que por supuesto presenta variaciones en cada individuo.

Estos cambios los discutiremos mas adelante.

Ahondando en el tema de la lentitud de los reflejos debemos indicar que son estos uno de los cambios más difíciles de detectar por su propia naturaleza. A diferencia de otros cambios anteriormente mencionados los cambios en los reflejos son apreciables mejor por un observador externo pero solo si cuenta con una data de referencia para poder comparar el incremento en tiempo transcurrido. Al propio sujeto le llamara la atención el hecho de que labores o acciones que antes el conocía que tomaban cierto tiempo ahora parecen tomar más tiempo.

Sin embargo, luego de pasar algunos meses se pierde esta referencia anterior y no se nota el incremento en el tiempo del reflejo.

0 sea, se estabilizan los reflejos a otro nivel más lento.

Este cambio es fácilmente notable en aquellos individuos dedicados a labores productivas los que de momento tardan más en realizar tareas acostumbradas.

Con referencia al acto sexual estos cambios requieren realizar ajustes en el ritmo de copulación para dar tiempo a los reflejos a hacer su trabajo de excitación y también en última instancia a producir la eyaculación. Esta eyaculación, de paso se debe mencionar, se produce con menos ímpetu y el bombeo físico del semen pasa a tener menos intensidad. Esto es fácilmente apreciable midiendo la distancia recorrida por el semen durante una manipulación y aplicando las leyes físicas de proyectiles. Más práctico y menos científico se aprecia por la dificultad en expeler el semen en una posición, o con una compañera que obstaculice el flujo. El paso a través del conducto del pene se dificulta, ya que la presión creada por la próstata no es capaz de vencer la obstrucción con la habilidad anterior.

La falta de sensación en la piel del pene y la mengua en los reflejos hace que el acelerar la razón del coito produzca un efecto contrario dilatando la consumación del acto, produciendo molestias en vez de placer y llegando a imposibilitar la eyaculación.

El uso de cremas lubricantes aunque disminuye la percepción de placer facilita la realización de los reflejos, produciendo a la larga un proceso mas satisfactorio y una eyaculación mas explosiva que sin el uso de este recurso. Toda lo antes mencionado conduce a que una erección apresurada sea menos intensa lo cual no ayuda a mejorar las condiciones antes expresadas ni las relaciones matrimoniales. Es deseable controlar el tiempo antes de la inserción (*more foreplay*) para esperar el momento de máxima intensidad en la erección lo cual ayuda a contrarrestar los efectos antes mencionados.

Esto requiere un proceso de aprendizaje (*trial & error*) empeorado por el hecho de que la idea del tiempo se ha distorsionado ya que la referencia mental; los reflejos; han cambiado. Este escenario se complica en el caso de aquellos individuos a los que estos cambios les producen angustias mentales debido a las presiones culturales que reclaman una juventud eterna como única forma de ser.

Los estados anímicos depresivos presentes en numerosos individuos durante este ciclo agravan grandemente el proceso de ajuste y reentrenamiento necesario para una adaptación sana al nuevo estado físico. Literalmente tiene el individuo que reaprender a usar sus facultades. Una mente abierta a la experimentación es la mejor arma para adaptarse. Una mentalidad estrecha es conducente a reacciones extremas y soluciones radicales, como la entrega religiosa, el fanatismo en diversas actividades, el alcoholismo, el trabajolismo y otros.

Menos obvias y menos perceptibles pero siempre presentes y complicando el panorama anterior, están las pérdidas en la coordinación muscular y la torpeza al realizar actos físicos, así como el deterioro de la percepción y de la memoria que dificultan el realizar labores que antes eran de naturaleza cuasi refleja.

Estos cambios afectan a aquellos individuos que realizan actividades similares a las de una línea de manufactura y/o ensamblaje en una fabrica. Esto es fácilmente medidle por sus empleadores y motivo de problemas sociales y políticos ajenos al tema aquí tratado pero prueba de que el prejuicio que existía contra los envejeciéntes (cuarenta años en adelante) tenía una base científicamente comprobable aunque no moralmente aceptable.

Estos cambios son parte del bagaje cultural de grupos étnicos, religiosos, culturales o de subculturas diversas.

En su libro El Ojo del Águila, Castañeda envuelve el proceso en una mística filosófica y lo llama "el proceso de perder su forma humana".

Indicio de lo difícil que es a las culturas y al hombre en particular, el aceptar un proceso tan natural y sencillo como el envejecimiento.

El prejuicio que existe en nuestra cultura hace que los individuos tiendan a negar estos cambios y quieran aparentar que no existen, presentando manifestaciones externas falsas que imposibilitan el discernimiento al observador externo de los cambios que ocurren.

El despliegue sano, objetivo y compasivo de estos cambios es un primer paso a ayudar a todos los seres humanos a entender y facilitar el acomodo a los mismos y facilitar la adaptación a cambios más significativos en la vejez.

Interrelacionados con los cambios físicos y fisiológicos se encuentran los cambios sicológicos y filosóficos.

Sin embargo, antes de tratar los mismos es bueno ahondar en la interrelación de los procesos mentales y los cambios químicos del organismo ya que no es posible enajenar uno del otro a la luz de los conocimientos disponibles hoy día.

Un cambio químico produce un cambio mental. Un cambio mental produce un cambio químico. Un cambio físico y fisiológico afecta la actividad mental y por ende la química del organismo.

Durante el proceso de la menopausia se producen notables cambios químicos en el cuerpo humano. Es deseable observar los mismos antes de mencionar los efectos que estos pueden producir en los cambios sicológicos y fisiológicos del individuo.

CAMBIOS QUÍMICOS

Seria interesante llevar un inventario de las secreciones hormonales; cuantitativamente y cualitativamente; antes y después de la menopausia y poder determinar el efecto que las mismas tienen sobre los diversos cambios que ocurren en el cuerpo y que sólo podemos percibir por sus síntomas y efectos secundarios.

Algunos de estos síntomas son de orden físico y otros son de orden mental, ya que afectan la conducta y se manifiestan como cambios de personalidad.

Entre los que podemos apreciar por sus manifestaciones físicas, aunque desconocemos donde se origina en el cuerpo el cambio químico que lo produce se encuentran por ejemplo los cambios en las secreciones. Siendo el sudor una secreción con menores tabú es más fácil adquirir consciencia de los cambios ocurridos en los patrones de sudor.

Nuevas áreas del cuerpo que no recordábamos que sudaran aparecen ahora sudando copiosamente. Podemos citar el área detrás de las rodillas y el cuello, entre otros, por no ahondar en las genitales.

No sólo se suda más, sino que el sudor es diferente y originado sin causa aparente. Los olores que emanan de estos sudores, y de los demás en el resto del cuerpo, presentan un marcado patrón diferenciado que en conjunto es fácilmente identificable por el hecho de que la persona "huele a viejo".

Las demás secreciones tales coma las grasas del rostro y del interior de las orejas sufren también cambios apreciables al buen observador tanto en cantidad como en contextura y además en densidad.

Entre los cambios químicos que no son apreciables por sus manifestaciones físicas están los que producen cambios de personalidad.

Siempre estuve tentado a prejuzgar que los cambios emotivos de las personas que están pasando por los cambios de la menopausia son debidos a estados anímicos inducidos por el adquirir consciencia o conocimiento de las transformaciones que a todo un sistema viviente le ocurre.

Al presente entiendo; que aunque esto pudiera ser concurrente con lo otro; no es la única causa, Los desbalances en la estructura química del sistema producen cambios anímicos, que son fáciles de confundir con mal carácter o falta de control. Y aunque es cierto que una gran dosis de autocontrol puede arrestar todos estos síntomas, no es la moral de estos actos lo que nos preocupa; sino el origen primario de los cambios de comportamiento:
— ¿Químico o mental?

En el mismo orden pero más sutiles se encuentran los cambios que afectan la seducción y el atractivo sexual; la percepción y la obtención de placer a un nivel mental y por supuesto, el recibir dolor.

Para ahondar sobre esto ultimo, debemos añadir que el balance de "dolor-placer" que existe en el ser humane es afectado por los procesos de envejecimiento y progresivamente se va recibiendo más dolor y menos placer. Mas frecuente y mas intense el uno y menos arrobador y mas escaso el otro. Es explicable que el dolor; como única emoción fuerte que queda a los envejecientes; se vuelva una adicción para algunos de ellos. Si no más nada, es constante recuerdo de que existen.

Pero aun el mismo dolor tarda más en percibirse y el daño corporal agrava en el viejo versus el joven, en situación similar, por dos razones simples: primero se tarda más en sentir el dolor y segundo se tarda más en responder reflejamente para apartarse del mismo.

Todos estos cambios químicos tienden a controlar cambios sicológicos. Si a esto añadimos una base en la psicología del sujeto; que se deja arrastrar en una serie de actitudes negativas, encontramos que todos los mecanismos anímicos disponibles al individuo se usarían para reforzar el proceso de auto-terminación en vez de para contrarrestar las tendencias químicas.

Sólo las personas con unas tendencias naturales a las actitudes positivas y aquellas que las adquieren por entrenamiento; son capaces de parar la avalancha y tomar control de una nueva vida que tiene mucho que ofrecer al que quiera cosechar.

CAMBIOS SICOLOGICOS

Estos se presentan disfrazados dentro de un cuadro clínico que dificulta una disección y hace ver causas y efectos confusos entre todas las manifestaciones de un mismo proceso.

Un cambio común es la aparición de estados de depresión en el individuo, sin causa exterior aparente. Si entendemos la depresión como una falta de placer podríamos disertar sobre el hecho de que si la falta de placer es el síntoma o la causa, ¿Será mas bien la manifestación de otros cambios que afectando al sistema inhiben el placer a la vez que inducen un estado propenso a la depresión?

Es bueno recalcar la palabra propenso, ya que para haber una depresión debe existir en adhesión, un compromiso del individuo a participar en el juego depresivo sustituyendo todas las emociones que se le han mermado por aquella que es capaz de llenarlo y colmarlo:
La melancolía.

Poco a poco se le han ido reduciendo la percepción del placer físico y mental y recursos fáciles como el excitarse sexualmente con el pensamiento están ahora menos disponibles. Como colorario de esto vemos que una buena música o una pintura no arroban de la forma acostumbrada.

Y encontramos vertientes y encrucijadas donde hay que escoger:
— ¿Volver atrás? O, aprender a vivir una vida nueva en un cuerpo (perdonando el sarcasmo) Nuevo por diferente no por fresco.
.

Volver atrás sería tratar de aparentar una juventud ida.
Y para el indeciso el baile de la depresión.

"A los Cuarenta uno se busca un "hobby", una corteja, o se mete a maricón."—
... — dice el adagio popular.
Manifestación del saber público de los cambios y decisiones que debe tomar el que atraviesa por la menopausia.

No es fácil a la literatura el ahondar el carácter del hombre en su menopausia, y menos fácil fue anteriormente, por tantos tabú culturales y males entendidos tabú religiosos de nuestra cultura.

Mas sin embargo, vemos caricaturas de cada una de las alternativas que se presentan para escoger.

Estas se pueden usar para resumir:

Así vemos sin número de personajes:

El cuarentón que quiere ser mozalbete.
El que busca su juventud perdida en una mujer joven; o en muchas.
El que la busca en las deportes, o en los autos.
El "Viejo Verde".
El que huye de la realidad en el alcohol o en las drogas.
(Químicas, electrónicas o filosóficas y por supuesto, religiosas).

— 0 el que tiene una cruzada para ser mas viejo que nadie y todo lo joven le molesta.
— 0 el que sufre de combinaciones de todas las anteriores y muchas más.

Una vez sobrepasada la menopausia los cambios en cada escalón sucesivo son menos importantes en nuestra cultura hasta que llegan los de la disfunción eréctil.

Esto ocurre para algunos tan temprano como en los sesentas y a otros les puede llegar tan tarde como en los ochentas.

Además de la programación genética entran factores como la salud, el exceso de peso, falta de actividad y otros que hace que no sea fácil predecir la fecha del evento.

Con ayuda de la farmacopea se sobrepasan los efectos mucho más fácil que los de la menopausia.

CAMBIOS FILOSOFICOS

Es la filosofía la versión editada del compendio del saber y lógica de cada individuo. Y por mas que con voz de papagayo cada uno de nosotros recite doctrinas filosóficas copiadas a pensadores reconocidos; no es sino cuando actuamos que hacemos un acto de confesión de todo lo que creemos. De aquí que podríamos clasificar a todos las estereotipos humanos en doctrinas filosóficas que se asemejan a las de las grandes pensadores; y así lo hacemos.

No son menos los menopáuticos y así vemos que en la medida que su lógica y cultura las constriñen se agrupan en estereotipos; pero todos con un común denominador; dos para ser más exacto:
La entrega y el cambio.

Dejemos al teatro, la zarzuela y a la sensibilidad de nuestros artistas el tratar un tema tan vasto y tan olvidado hasta ahora. Pero dediquemos nosotros cada minuto a disfrutar de este último acto que cada cual protagoniza y del que sólo podemos hacer mutis en la muerte.

Y para aquellos que opten por el final dramático, y escojan el disparate, pausen un momento, y déjennos sus memorias para ayudarnos a entendernos mejor a nosotros mismos, los que seguimos día a día enredados en las tramoyas.

Ignacio de Iraola

1985

Editado en mayo de 2017

Revisado en agosto del 2020

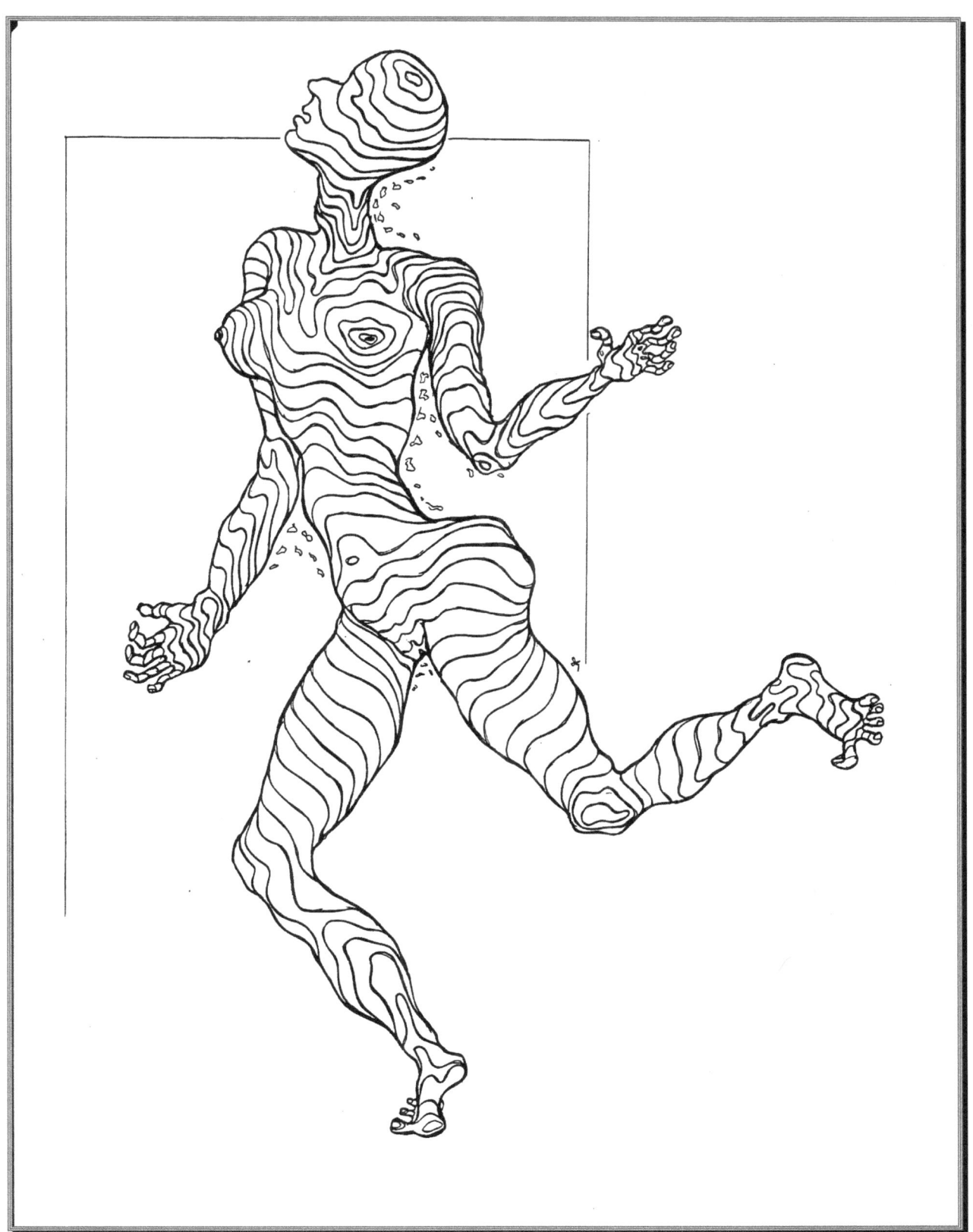

Ignacio de Iraola

Ignacio de Iraola

LIBROS
Y
OTROS GOCES

Ignacio de Iraola

cuento@comcast.net

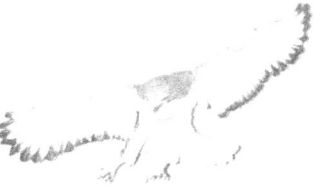

Editorial Red Hawk

Eagle Valley

CO
©

Historia Familiar en <u>Secretos de Familia-Tomo Uno.</u> © *

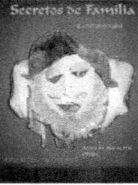

Fotos de Familia en <u>Secretos de Familia-Tomo Dos.</u> © *
(Álbum de Recuerdos)

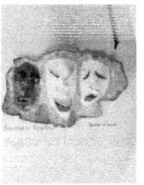

Cuentos en <u>Cuentos-Paca Garce della Riza.</u> © *

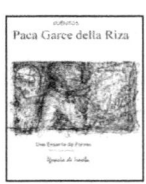

Obras de Teatro:
   1.- Guión de <u>Después de las Cinco</u> © y el video. *
                                     En: cuento@comcast.net

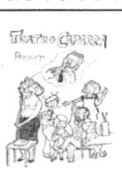

   2.- Video de <u>New York – NY</u> © *   En: cuento@comcast.net

   3.- Guión de <u>El Ritz</u>. © *   En: amazon.com

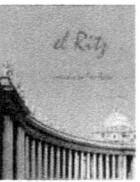

Guión de Cine: <u>REVOLVER</u> — Película en cubano.

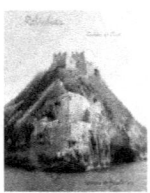

Disertación en el panfleto <u>Cambios de Vida.</u> © *

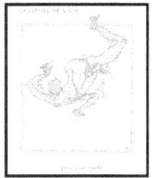

Poesías en el libro <u>Ave Fénix.</u> © *

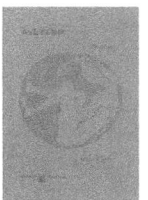

En: . cuento@comcast.net

Poesías en el libro <u>Poemas al Viento.</u> © *

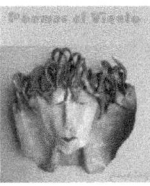

Recetas sin Pimienta en:

<u>Re-Zetas – Sin Pimienta Negra.</u> © *Senza Pepe Nero

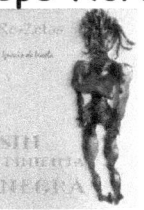

Y también el video:

<u>El son Salió de Cuba… …de Santiago de Cuba.</u> © *

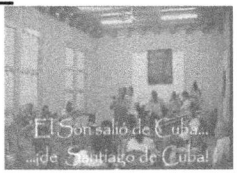

En:. cuento@comcast.net

Y en Inglés: Short Stories in <u>Tales for the Vagina</u> © *

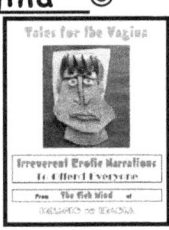

* Anuncio Poético Pagado

Hecho en Puerto Rico

Editado en Vail

Ilustraciones por el autor

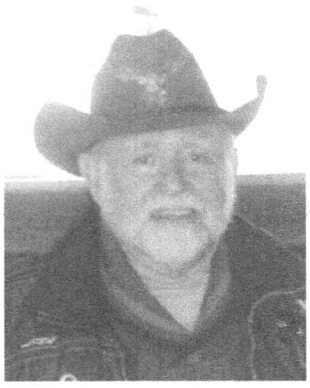

Ignacio S de Iraola

cuento@comcast.net

Editorial Red Hawk

Eagle Valley

CO
©

Ignacio S de Iraola